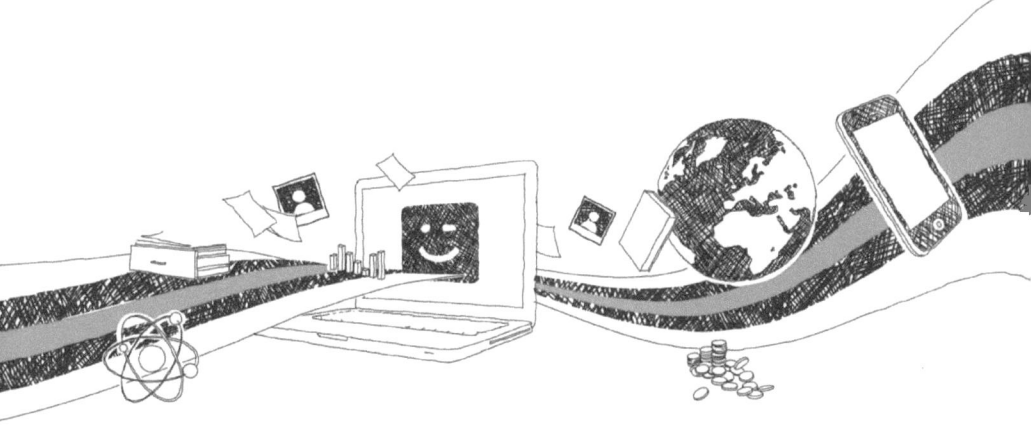
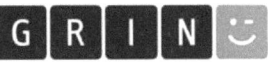

Stefan Zausinger

Failed Back Surgery Syndrom - Rückenschmerzen nach Rückenoperation

GRIN Verlag

Bibliografische Information der Deutschen Nationalbibliothek:

Die Deutsche Bibliothek verzeichnet diese Publikation in der Deutschen National-
bibliografie; detaillierte bibliografische Daten sind im Internet über http://dnb.d-
nb.de/ abrufbar.

Impressum:

Copyright © 2010 GRIN Verlag GmbH
Druck und Bindung: Books on Demand GmbH, Norderstedt Germany
ISBN: 978-3-656-17942-9

Dieses Buch bei GRIN:

http://www.grin.com/de/e-book/192291/failed-back-surgery-syndrom-rueckenschmer-
zen-nach-rueckenoperation

GRIN - Your knowledge has value

Der GRIN Verlag publiziert seit 1998 wissenschaftliche Arbeiten von Studenten, Hochschullehrern und anderen Akademikern als eBook und gedrucktes Buch. Die Verlagswebsite www.grin.com ist die ideale Plattform zur Veröffentlichung von Hausarbeiten, Abschlussarbeiten, wissenschaftlichen Aufsätzen, Dissertationen und Fachbüchern.

Besuchen Sie uns im Internet:

http://www.grin.com/

http://www.facebook.com/grincom

http://www.twitter.com/grin_com

Failed back surgery syndrome

Prof. Dr. Stefan Zausinger

Das *Failed back surgery syndrome* (FBSS) ist eine bedeutende Ursache für dauerhafte Beschwerden und Behandlungsbedürftigkeit, Arbeitsunfähigkeit und erhebliche volkswirtschaftliche Kosten in der industrialisierten Welt. Ätiologisch kommen eine falsche Patientenauswahl und Indikationsstellung, inadäquate Operationstechnik, fortbestehende oder neue spinale und extraspinale Pathologien sowie psychosoziale Belastungsfaktoren in Betracht. Eine erfolgreiche Behandlung dieser schwierigen Patientengruppe erfordert eine detaillierte Anamneseerhebung und klinische Untersuchung, sorgfältig ausgewählte diagnostische Tests und apparative Untersuchungen sowie zumeist ein multimodales Behandlungskonzept, wobei die Indikation für erneute operative Interventionen äußerst kritisch abzuwägen ist.

▣ Definition

Das FBSS ist gekennzeichnet durch persistierende Rückenschmerzen mit oder ohne radikuläre oder pseudoradikuläre (Ischias-) Schmerzen nach lumbaler spinaler Operation. Es stellt daher keine Diagnose dar, sondern die unscharfe Bezeichnung für einen schmerzbetonten Symptomenkomplex mit unterschiedlichem Grad der Beeinträchtigung, Chronifizierung der Beschwerden und einer Vielzahl äußerst heterogener, potenziell zugrunde liegender Erkrankungen. Synonyme, auch im ICD-10 genannte Bezeichnungen für das FBSS sind Postlaminektomiesyndrom, Postdiskektomiesyndrom oder Postnukleotomiesyndrom.

▣ Ätiopathogenese und Epidemiologie

Die Inzidenz für degenerativ bedingte Wirbelsäulenoperationen in Deutschland betrug 1996 ca. 86 pro 100 000 Einwohner und Jahr, hierbei sind zervikale Eingriffe mit inbegriffen. Es besteht ein leichtes Überwiegen des männlichen Geschlechts von 1,17 : 1 und ein Maximum in der Altersverteilung in beiden Geschlechtern in der Gruppe von 46–55 Jahren. Rückenleiden sind mit 12,5 % von allen Krankheitstagen die wesentlichste Einzelursache der Arbeitsunfähigkeit und bilden 17 % der Begründungen für Rentenanträge wegen Frühverrentung (Göbel 2001; Kast et al. 2000).

In den meisten Studien wird eine postoperative Erfolgsrate nach lumbaler Dekompressionsoperation um 80 % angegeben, allerdings können Rückenschmerzen in unterschiedlicher Ausprägung bei bis zu 70 % der Patienten nach Bandscheibenoperation persistieren. In Anbetracht stark variierender Beurteilungskriterien und Beobachtungsdauer der Studien streuen die Häufigkeitsangaben hinsichtlich deutlicher und langfristiger Beschwerden nach lumbaler Operation im Sinne eines FBSS erheblich: In größeren Übersichtsarbeiten wird durchschnittlich ein Anteil von ca. 5 % aller Patienten mit Entwicklung eines FBSS nach einer Operation genannt, wobei sich dieser bis auf 50 % nach vier Operationen steigern kann (Follet u. Dirks 1993; Guyer et al. 2006; Hazard 2006). Ebenso wie bei primären Rückenschmerzsyndromen sind beim FBSS Ausprägung und Verbindungen zwischen körperlichen Veränderungen, Schmerz und dem resultierenden individuellen Leiden äußerst variabel. Neben identifizierbaren somatischen Auslösern der Beschwerden können Interaktionen zwischen Persönlichkeitsaspekten und der sozialen Umwelt eine wesentliche kausale Rolle spielen sowie zur Chronifizierung und Problemausgestaltung beitragen. Als eine Folge seiner extremen Heterogenität existiert keine gebräuchliche Klassifikation des FBSS. Die in der Literatur angegebenen somatischen Ursachen des FBSS streuen hinsichtlich ihrer Ätiologie und Häufigkeitsverteilung erheblich, sodass daraus für den individuellen Patienten kaum Grundlagen für eine empirische Therapie abgeleitet werden können.

Als praktikable klinische Wegweiser auf dem Pfad zur Diagnose bzw. zum Ausschluss einer somatischen Ursache des FBSS dienen:

- Lokalisation und Art der Schmerzen,
- Zeitpunkt des Auftretens der Beschwerden nach der Operation.

Wesentliches klinisch-diagnostisches Kriterium ist die Dominanz der Schmerzen, vorwiegend im Bereich der Lumbalregion, oder das Vorhandensein von signifikanten Beschwerden im Bereich der unteren Extremitäten (Follet u. Dirks 1993; Hazard 2006). Häufige, jeweils assoziierte potentzell kausale pathologische Veränderungen sind in Tabelle 1 aufgeführt.

Tab. 1 *Failed back surgery syndrome*: Differenzialdiagnose nach Leitsymptomen.

Vorwiegend Lumbago mit oder ohne ausstrahlende Schmerzen	Vorwiegend Beinschmerzen mit oder ohne Lumbago
Spondylodiszitis	Residualer oder Rezidivprolaps
epiduraler oder Weichteilabszess	Residuale oder Rezidivstenose
erosive Osteochondrose	Foramenstenose
Facettensyndrom	extraforaminale Nervenwurzelkompression (Diskusprolaps, Piriformissyndrom)
Iliosakralblockade	epidurales Hämatom
Instabilität (*adjacent level*)	Liquorfistel, duraler Nervenwurzelprolaps
Pseudarthrose nach Fusionsoperation	Synovialzyste
Implantatfehllage oder -bruch	Implantatfehllage mit Nervenkompression
Tumorerkrankungen	Tumorerkrankungen mit Nervenwurzelkompression

spinale oder pelvine Fraktur	Arachnoiditis
rheumatische Arthritis	epidurale Fibrose
Aortenaneurysma	periphere AVK
entzündliche/tumoröse Erkrankungen von Bauch- oder Beckenorganen	Hüfterkrankungen (z. B. Coxarthrose, Bursitis trochanterica)
myofasziales Syndrom	Knieerkrankungen
Fibromyalgie	(Poly-)Neuropathie

Hinsichtlich der chirurgischen Ursachen von postoperativ persistierenden oder wiederkehrenden Schmerzen besteht eine deutliche Zeitabhängigkeit der Wahrscheinlichkeit des Vorliegens möglicher Ursachen (Follet u. Dirks 1993; Guyer et al. 2006): Unmittelbar postoperativ oder während der ersten Tage und Wochen persistierende oder neu auftretende Schmerzen sind zumeist auf technische operative Fehler (z. B. falsches Segment/Seite, Restsequester oder -stenose, fehlende rezessale oder foraminale Dekompression), Nachblutungen, Infektionen oder Duradefekte zurückzuführen.

Wesentliche Beachtung kommt einer kritischen Reevaluation der Indikationsstellung zu: Infrage kommen fehldiagnostizierte oder übersehene spinale Pathologien (z. B. weitere Vorfälle oder Stenosen, Tumoren, Osteoporose) oder – insbesondere bei älteren Patienten – extraspinale Ursachen von Rückenschmerzen wie Polymyalgia rheumatica, Bauchaortenaneurysma oder Morbus Paget. Hinsichtlich der ausstrahlenden Schmerzkomponente kommen differenzialdiagnostisch so genannte pseudoradikuläre Syndrome in Betracht, bei denen eine radikulär anmutende Schmerzsymptomatik mit unauffälligem neurologischem Untersuchungsbefund besteht. Dies sind in der Regel orthopädische Erkrankungen (Coxarthrose, Bursitis trochanterica, Iliosakralgelenkssyndrom, Tendomyopathien bei Überlastungen, Muskelzerrungen oder Fibromyalgie), metabolische Plexopathien und Radikulopathien z. B. im Rahmen eines Diabetes mellitus. Daneben sind lumbosakrale Plexusaffektionen abzugrenzen, vor allem die idiopathische Plexusneuritis, die allerdings seltener vorkommt als im Bereich des Plexus brachialis und die ebenfalls selten auftretende postradiogene Plexusaffektion.

Typischerweise exazerbieren die Beschwerden von Patienten mit FBSS jedoch erst mehrere Wochen oder Monate nach der Operation, um anschließend in wechselnder Intensität zu persistieren und nicht selten zu chronifizieren. Bei nach Monaten wiederkehrenden Schmerzen liegen als Ursache vermehrt Rezidivvorfälle an gleicher Stelle oder in angrenzenden Segmenten, Facettensyndrome bei Spondylarthrose oder Rückenschmerzsyndrome bei erosiver Osteochondrose zugrunde. Ein Drittel aller Rezidivvorfälle (Häufigkeit 5–19 %) ereignet sich während des ersten postoperativen Jahres, das durchschnittliche Intervall liegt jedoch bei ca. 4 Jahren (Herron 1994), wobei kleine Rezidivprolapse wegen der narbigen Fixation der Nervenwurzel Beschwerden verursachen können, die denen wesentlich größerer Erstvorfälle vergleichbar sind. Insbesondere bei relativ abruptem Symptombeginn nach Sturz oder Trauma muss an einen Rezidivprolaps oder Implantatbruch bzw. eine Implantatdislokation gedacht werden.

Radikulopathien als Folge der prolapsbedingten Kompression bzw. einer intraoperativen Läsion (z. B. Zug- oder Druckläsion von Nervenwurzeln insbesondere im Bereich des Spinalganglion) entwickeln sich häufig erst im Verlauf mehrerer Wochen oder Monate zu einem für die Patienten nicht mehr tolerablen Niveau. Es dominieren dabei Schmerzen von brennendem oder Missempfindungscharakter, die typischerweise auch in Ruhe bestehen. Begleitend oder ursächlich kann eine adhäsive Arachnoiditis bestehen, ein entzündlicher bzw. fibrosierender Prozess im Bereich aller meningealen Schichten, der vermehrt nach multiplen oder besonders traumatisierenden Operationen (Duradefekt, Infektionen) auftreten kann und für 6–16 % aller radikulären postoperativen Schmerzen verantwortlich gemacht wird. Bildgebend zeigt sich eine zentrale oder randständige Adhäsion der Nervenwurzeln ohne Kontrastmittelanreicherung (Delamarter et al. 1990).

Hinsichtlich der immer wieder genannten „Vernarbung" im Sinne einer epiduralen Fibrose existieren keine Hinweise für eine gesicherte Kausalität: In einer prospektiven Studie ergab sich kein signifikanter Zusammenhang zwischen dem Ausmaß der postoperativen perineuralen Fibrose und dem postoperativen Beschwerdeniveau (Coskun et al. 2000).

Noch später, meist nach Jahren auftretende und fast immer chronische Beschwerden finden ihre Ursache zumeist in Rezidivvorfällen oder -stenosen im operierten Abschnitt oder in den angrenzenden Segmenten, in Segmentinstabilitäten mit Wirbelgleiten oder im chronischem Facettensyndrom bei Diskusdegeneration und ausgeprägter Spondylarthrose. Bei instrumentierten Patienten sollte eine Non-Fusion mit Entwicklung einer Pseudarthrose ausgeschlossen werden. Bei Patienten mit mehrsegmentaler Fusion kann es zur Ausbildung eines so genannten „Flat-back-Syndroms" mit anhaltenden Rückenschmerzen, vor allem bei aufrechtem Stand, kommen, wobei die Mechanismen nicht geklärt sind. Viele Betroffene versuchen eine Kompensation durch Beugung im Hüft- oder Kniegelenk, wodurch sich die Fehlhaltung insgesamt jedoch eher verstärkt. Im Falle einer eingetretenen knöchernen Fusion kann daher eine Entfernung des Spondylodesematerials erwogen werden, der Effekt der Implantatentfernung ist allerdings nicht sicher zu prognostizieren. Zur Abschätzung des Behandlungserfolgs wird neben einer gründlichen Abklärung sonstiger möglicher Ursachen einschließlich einer psychologischen Evaluation eine präoperative probatorische Infiltration mit Lokalanästhetika im Bereich der Implantate empfohlen (Guyer et al. 2006). Eine Sonderform der verzögert auftretenden Instabilität stellt die nach Jahren sich entwickelnde oder fortschreitende segmentale Degeneration, angrenzend an ein fusioniertes Segment (adjacent level disease) dar, wobei die Inzidenz mit bis zu 36 % innerhalb von 5 Jahren angegeben wird (Kumar et al. 2001).

Eine weitere kausale und das Syndrom aggravierende Komponente ist die mit zunehmender Dauer des FBSS alterierte Schmerzwahrnehmung und -verarbeitung der Patienten. Während akute Schmerzen als zentrale Reaktion auf ein aus der Peripherie kommendes Signal angesehen werden, kommt es bei Patienten mit chronischen Beschwerden zu einer komplexen Umgestaltung: Es entwickelt sich eine

Modulation schmerzverarbeitender Zentren hin zu einer verstärkten Sensibilisierung, sodass neben lokalen spinalen Noxen auch nicht unmittelbar beteiligte unspezifische Stimuli wie Schlafmangel, Stress oder Nahrungsumstellung zu einer Verstärkung der Schmerzwahrnehmung führen können (Baliki et al. 2006; Boswell et al. 2005).

Neben den genannten somatischen Auslösern betonen viele Autoren die Relevanz von häufig begleitend vorhandenen psychosozialen Belastungsfaktoren, wobei das Ausmaß des Einflusses kaum zu quantifizieren ist und daher die Häufigkeitsangaben erheblich streuen (Guyer et al. 2006; Waguespack et al. 2002). Als wesentliche psychosoziale Einflussfaktoren werden genannt (Davis 1994; Guyer et al. 2006; Schofferman et al. 2003):

- Depression,
- Angststörungen,
- Hypochondrie,
- Suchterkrankungen,
- Arbeitslosigkeit und
- Rechtsstreitigkeiten.

Insbesondere bei Verdacht auf das Vorliegen einer begleitenden oder kausalen Depression sollte gezielt nach neuropsychologischen Symptomen wie Schlafstörungen (bevorzugt mit verfrühtem Erwachen), Verlust von Freude und Entscheidungskraft, Gefühl der Wertlosigkeit und Suizidalität gefragt werden. Der Einfluss psychosozialer Belastungsfaktoren wird anerkanntermaßen als bedeutsam angesehen, sodass z. B. die Integration eines Scores ihrer Erhebung vor der Indikationsstellung für eine eventuelle Reoperation empfohlen wird (Coskun et al. 2000).

◼ Diagnostik

Die adäquate Behandlung von Patienten mit FBSS hängt wesentlich von einer präzisen Diagnosestellung ab.

Angesichts der multiplen möglichen Ursachen der Beschwerden und der sich daraus ergebenden breit gefächerten und z. T. sehr aufwändigen diagnostischen Maßnahmen kommt einer **detaillierten Anamnese** und umfassenden körperlichen Untersuchung herausragende Bedeutung zu: Der erhöhte Aufwand zur Erhebung des klinischen Status zahlt sich nicht nur in einer Fokussierung der weiteren diagnostischen Schritte aus; eine intensive Zuwendung zu den meist von der bisherigen Behandlung – vor allem natürlich der Operation – enttäuschten Patienten bildet die Vertrauensbasis für die häufig langwierige Behandlung der nicht selten zwischen verschiedenen chirurgischen und nichtinvasiven Behandlern und Therapiemaßnahmen pendelnden Patienten. Oft stellen sich die Patienten mit einer komplexen Vorgeschichte mit multiplen Interventionen und z. T. widersprüchlichen Diagnosen und Therapien vor. Eine ausführliche Anamnese bietet die Möglichkeit einer zumindest orientierenden psychosozialen Evaluation, um eventuelle nichtsomatische Belastungsfaktoren zu erkennen und in das

Diagnose- und Behandlungskonzept mit einzubeziehen und damit die Erfolgsaussichten wesentlich zu verbessern. Bei entsprechenden Auffälligkeiten sollte eine Untersuchung durch einen auf chronische Schmerzsyndrome spezialisierten Psychologen oder Psychiater erfolgen, insbesondere wenn eine erneute Operation erwogen wird. Eine gebräuchliche Stadieneinteilung des Schmerzsyndroms ist die nach Gerbershagen: Dabei werden die Stadien 1–3 unterschieden, die einen steigenden Grad der zeitlichen, intensitätsbezogenen und örtlichen Schmerzwahrnehmung bezeichnen, verbunden mit einer eskalierenden Medikamenteneinnahme und Beanspruchung therapeutischer Leistungen sowie einem zunehmenden Versagen in der Familie, dem Beruf und der Gesellschaft bei gleichzeitigem Verlust von Bewältigungsmechanismen.

Die **klinisch neurologische Untersuchung** beinhaltet die Inspektion (Wund-/Narbenauffälligkeiten, Effloreszenzen), die Beachtung der Form, die Überprüfung auf Klopf- und Stauchungsschmerzhaftigkeit sowie Bewegungseinschränkungen der Wirbelsäule, die Prüfung der Druck- und Rotationsschmerzhaftigkeit im Bereich der Facettengelenke, Nervendehnungszeichen, Trendelenburg-Zeichen sowie die Untersuchung der Kraft der Kennmuskeln, der Oberflächensensibilität und der Muskeleigenreflexe an den Beinen. Besonders bei älteren und komorbiden Patienten sollte spezifisch nach anamnestischen und klinischen Hinweisen auf differenzialdiagnostisch bedeutsame bzw. internistische Erkrankungen gesucht werden. Klinisch sollte, neben spezifischer Diagnostik infolge anamnestischer Hinweise, routinemäßig die Untersuchung häufiger potenzieller Schmerzquellen erfolgen:

- Triggerpunkten an den Muskel- und Sehnenansätzen (Fibromyalgie),
- Palpation der peripheren Pulse (AVK),
- Untersuchung der Hüfte
    - Rotationsschmerz bei Coxarthrose,
    - lateraler Femurdruckschmerz bei Bursitis trochanterica
- Untersuchung der Iliosakralgelenke
    - Druck- und Rotationsschmerz/-blockade bei lokaler Entzündung,
    - Mennell I: positiv bei Schmerz im gleichseitigen Iliosakralgelenk nach ipsilateraler Hyperextension im Hüftgelenk unter Beckenfixierung durch Druck auf das Kreuzbein,
    - Mennell II: positiv bei Schmerz im gleichseitigen Iliosakralgelenk nach maximaler Beugung des kontralateralen Hüft- und Kniegelenks und Hyperextension des ipsilateralen Hüftgelenks ebenfalls als ISG-Provokationstest.

Bei entsprechenden klinisch-anamnestischen Hinweisen kommt eine erweiterte Blutserologie (Entzündungsparameter, Borreliose, Herpes Zoster) bzw. Liquordiagnostik mit Serologie und gegebenenfalls Zytologie (z. B. Borreliose, Meningeosis) in Betracht.

Die **Elektromyographie** der paravertebralen Muskulatur dient dem Nachweis einer subklinischen motorischen Affektion und der lokalisatorischen Zuordnung der Beschwerden zu einem radikulären Prozess. Die sensible Neurographie ermöglicht die differenzialdiagnostische Abklärung einer peripheren Nervenläsion insbesondere von Plexus-lumbalis- oder Plexus-sacralis-Prozessen.

Gezielte **diagnostische Injektionen** mit Lokalanästhetika dienen dem Nachweis eines Facettensyndroms oder eines Iliosakralsyndoms. Eine Nervenwurzelblockade kann bei der Differenzierung radikulärer Syndrome, eine Diskographie in seltenen Fällen zur Abklärung möglicherweise diskogener Schmerzen hilfreich sein, wobei beider Nutzen bei Patienten mit FBSS fraglich ist und kontrovers diskutiert wird (Guyer et al. 2006; Schofferman et al. 2003).

Die **Magnetresonanztomographie** mit und ohne Gadolinium ist die diagnostische Methode der Wahl. Durch Kontrastmittelgabe kann bis 2 Jahre postoperativ ein Rest-/Rezidivprolaps mit ca. 90%iger Genauigkeit von Narbengewebe differenziert werden (Abb. 1). Sie ermöglicht darüber hinaus den Nachweis entzündlicher Veränderungen (erosive Osteochondrose mit Modic-I/II-Veränderungen der Endplatten und Wirbelkörper, Arachnoiditis, Infektion) (Sanders u. Truumees 2004). Insbesondere der Nachweis einer erosiven Osteochondrose im Stadium Modic II ist gehäuft mit hartnäckigen Rückenschmerzen v.a. nach Nukleotomie mit Entfernung größerer Anteile der Bandscheibe, vergesellschaftet.

Nativröntgenaufnahmen der LWS in 2 Ebenen sowie **Funktionsaufnahmen** in Flexion/Extension sind unverzichtbare Bestandteile der Basisdiagnostik zum Ausschluss von Osteodestruktionen, Stufenbildung mit/ohne Wirbelgleiten, Lagekontrolle von Implantaten (Abb. 2) und zum Nachweis knöcherner Fusion. Bei klinischem Verdacht sollte eine Röntgenaufnahme der Iliosakralregion, Hüft- oder Kniegelenke ergänzt werden.

Durch eine **Computertomographie** (CT) ohne Kontrastmittelgabe ist die Differenzierung zwischen Narbe und Prolaps kaum möglich. Die CT ist die Methode der Wahl zur Lagekontrolle von Implantaten und zum Nachweis knöcherner Veränderungen, z. B. Pseudarthrose, Lockerung von Implantaten und Spondylarthrose.

Myelographie und **postmyelopgraphische CT** dienen dem Nachweis von Nervenwurzelverlagerung/-kompression und Stenosen in Funktionsstellung bei unsicherer Wertigkeit des Nachweises einer perineuralen Raumforderung oder artefaktüberlagerung der Kernspin- oder Computertomographie, z.B. nach einbringen von Implantaten. Sie kommen daneben gegebenenfalls bei Veränderungen mehrerer Etagen sowie nicht eindeutigen klinischen Befunden in Betracht. Die Methoden sind sehr sensitiv zum Nachweis einer Arachnoiditis.

Trotz der anfangs schwierigen diagnostischen Zuordnung und Sicherung der Diagnose werden in mehreren Studien nach Zuhilfenahme von klinischer und psychosozialer Evaluation, Bildgebung und diagnostischen Injektionsverfahren hohe Raten einer erfolgreichen Diagnosestellung von über 90 % der Patienten mit FBSS angegeben (Slipman et al. 2002; Waguespack et al. 2002).

■ Therapie

Grundsätzlich richtet sich die Therapie nach der als vordringliche Beschwerdeursache diagnostizierten Erkrankung – die spezifischen Behandlungsmaßnahmen werden in den jeweiligen Kapiteln dargestellt.

▶ Konservative Therapie

Im häufigen Fall einer letztlich symptomatischen Therapie sollten Patienten mit persistierenden Beschwerden in erster Linie konservativ behandelt werden. Eine Entlastung und Ruhigstellung sollte allenfalls für wenige Tage erfolgen, da kein sicherer Therapieeffekt nachgewiesen wurde; Bettruhe verlängert eher die Dauer der Schmerzattacke. Daher sollten die Patienten frühzeitig ihre normale Tätigkeit wieder aufnehmen. Leichte körperliche Tätigkeiten wie Spazierengehen oder Fahrradfahren können die Patienten sofort ausführen. Häufig sind bei mäßiger Beeinträchtigung einfache Maßnahmen (körperliche Übungen, wiederholte Konsultationen, antiphlogistische und analgetische Medikation, spezifische Behandlung neuropathischer Schmerzen, z. B. mit Pregabalin, Gabapentin, Carbamazepin) ausreichend. Bei stärkeren Beschwerden ist der Effekt jeder singulären Maßnahme zumeist mäßig, sodass eine kombinierte Therapie angezeigt ist (Guzman et al. 2002). Insbesondere bei ausgeprägt schmerzfixierten Patienten ohne diagnostisch eindeutiges morphologisches Korrelat sollten medikamentöse oder interventionelle Maßnahmen nur sehr dosiert eingesetzt werden, um eine somatische Fixierung und damit Abwendung von allgemein kräftigenden Maßnahmen zu vermeiden. Ein vordringlicher begleitender Ansatz sind verhaltenstherapeutische Interventionen, die langfristig zu vermehrter körperlicher Aktivität führen sollen. Daneben sollten nach Möglichkeit alle relevanten, mit dem Patienten interagierenden Personen – Angehörige und sonstige Behandler – in das Gesamtkonzept eingebunden werden, um einen umfassenden und konstanten therapeutischen Zugang zu gewährleisten (Miller et al. 2005).

Sinnvoll ist in jedem Fall eine regelmäßige und kontinuierliche Kräftigung der Rücken- und Bauchmuskulatur, verbunden mit Entspannungs- und Lockerungsübungen. Dabei steht, ähnlich wie in der Therapie unspezifischer Rückenschmerzen ohne vorangegangene Operation, weniger die therapeutische Methode im Vordergrund; wesentlich ist die regelmäßige und für den Patienten mit Wohlbefinden oder Spaß an der körperlichen Betätigung verbundene Bewegung. Grundsätzlich sollten „Geradeaus"-Sportarten (z. B. Walking, Schwimmen, Joggen) oder Fitness- und Kräftigungsübungen nach Anleitung gegenüber Sportarten mit hoher Gewichtsbelastung oder starker bzw. abrupter Wirbelsäulentorsion oder -flexion/extension bevorzugt werden (Guzman et al. 2002; Hazard 2006).

Der Nutzen intraartikulärer Facettenblockaden (medikamentös oder Thermoablation bzw. Kryotherapie) und epiduraler Steroidinjektionen ist – ob transforaminal, interlaminär oder als Kaudablockade appliziert – hinsichtlich einer kurzfristigen Beschwerdebesserung gut belegt, eine langfristige Besserung konnte lediglich bei weniger als einem Drittel der Patienten erzielt werden (Abdi et al. 2007; Boswell et al. u. 2007). Eine röntgenologische oder CT-Kontrolle der Nadellage zur Vermeidung intraduraler Medikamentenapplikation wird empfohlen.

Patienten mit chronischen Schmerzen und klinischem Verdacht auf eine gesteigerte, durch die somatischen und bildgebenden Befunde nicht ausreichend erklärte Schmerzwahrnehmung können von einer psychologischen Beratung und Teilnahme an entsprechenden Trainingsprogrammen, z. B. in einer Schmerzambulanz, erheblich profitieren. Die Evaluation beinhaltet zumeist die Anfertigung eines Schmerzprotokolls sowie ein strukturiertes Interview zur Untersuchung des Persönlichkeitsprofils, depressiver Tendenzen, der Neigung zum Katastrophisieren und der Fähigkeit zur Umsetzung von Bewältigungsstrategien. Dies kann eine Modifikation der Bedingungen am Arbeitsplatz oder der Interaktion des Patienten mit Behandlern oder Angehörigen beinhalten. Wesentlich ist die Erlernung von Entspannungsübungen oder sonstiger individualisierter Bewältigungsstrategien, unterstützend kann auch eine medikamentöse Behandlung, z. B. die Gabe von trizyklischen Antidepressiva, indiziert sein (Hoffman et al. 2007).

► **Operative Therapie**

Generell muss auf die deutlich reduzierte Erfolgsaussicht von **Reoperationen** nach lumbalen Dekompressionen bei degenerativen Kompressionssyndromen hingewiesen werden: Während die postoperative Erfolgsrate der Erstoperation eines Bandscheibenvorfalls oder einer Spinalstenose während des ersten Jahres hinsichtlich befriedigender bis exzellenter Besserung der Beschwerden bei 70–90 % liegt, fällt diese nach der zweiten Operation auf durchschnittlich 30 %, nach der dritten auf 15 % und nach der vierten auf 5 % (Fritsch et al. 1996; Hazard 2006; North et al. 1991). Daneben steigt mit jeder Operation die Gefahr der Instabilität und das Ausmaß der epiduralen Fibrose, sodass bei wiederholten Operationen im gleichen Segment und Zeichen der Instabilität die additive Fusion empfohlen wird (North et al. 1991; Resnick et al. 2005). Von einer Reoperation scheinen insbesondere junge, berufstätige Patienten mit vorwiegend radikulären Beschwerden, dem Nachweis eines Rezidivprolapses und initial guter Besserung nach der ersten Operation zu profitieren; deutlich gehäuft negative Resultate der Reoperation bestehen bei Patienten mit ausgeprägtem Narbengewebe, Sensibilitätsstörungen über ein Dermatom hinaus und laufenden Rechts- oder Berentungsverfahren (North et al. 1991).

Nutzen und Risiken der Implantation lumbaler Bandscheibenprothesen wurden bisher vorwiegend bei Patienten mit primären Rückenschmerzen in Verbindung mit Diskusdegeneration untersucht – Patienten mit Voroperationen oder manifestem FBSS bilden nur einen geringen Anteil und wurden bisher in keiner Studie gezielt evaluiert. Derzeit existieren daher keine gesicherten Erkenntnisse hinsichtlich des Nutzens von lumbalen Diskusprothesen beim FBSS oder gar ihrer Überlegenheit gegenüber spinalen Fusionsoperationen (Freeman u. Davenport 2006).

Die Operation bei Nachweis einer adhäsiven Arachnoiditis ist nur in Ausnahmefällen indiziert und sollte auf Patienten mit milden bildgebenden Befunden und auf eine extradurale Dekompression des Duralsacks beschränkt bleiben, da es keinen Beleg für den dauerhaften Nutzen der intraduralen Adhäsiolyse gibt. Maximal 40 % der Patienten profitieren von einer Operation (Guyer et al. 2006; Hazard 2006). In der Konsequenz muss die Indikation zur Reoperation an gleicher Stelle besonders sorgfältig und mit zunehmender Häufigkeit äußerst kritisch gestellt werden. Eine Reoperation mit dem Ziel der Dekompression im gleichen Segment sollte in erster Linie bei Patienten mit gesichertem Rezidivprolaps oder -stenose, spinaler Instabilität oder einer durch sonstige Ursachen gesicherten fokalen Nervenwurzelkompression erwogen werden, bei denen die Symptomatik klar mit dem bildgebenden Befund korreliert.

Bei Patienten mit komplexen regionalen Schmerzsyndromen und neuropathischen Schmerzen bildet das FBSS die zweithäufigste Indikation zur Implantation einer **epiduralen Stimulationssonde** (SCS-Stimulationssystem). Insgesamt ist die Erfolgsrate jedoch limitiert: In einem systematischen Review fand sich bei 37,5 % der Patienten mit FBSS eine Besserung der Schmerzen um 50 % oder mehr. Allerdings besteht eine substanzielle statistische Heterogenität hinsichtlich Anteil und Ausmaß der Schmerzlinderung über alle Studien hinweg (Boswell et al. 2005; Taylor et al. 2005). Nahezu die Hälfte aller Patienten (43,5 %) profitiert nicht langfristig von der Systemimplantation, sodass diese wieder explantiert werden (Rosenow et al. 2006). Nach der klinischen Erfahrung der Autoren profitieren vorwiegend Patienten, bei denen die ausstrahlende Schmerzkomponente gegenüber den Rückenschmerzen dominiert.

Bei einzelnem, auf sonstige Maßnahmen nicht ansprechenden Patienten können implantierbare **Morphinpumpen** eine therapeutische Alternative darstellen. Es zeigte sich, dass ca. 27 % der Patienten mit FBSS eine Zustandsbesserung (Oswestry-Disability-Index) nach Pumpenimplantation angaben, verglichen mit 12 % in der Vergleichsgruppe mit konventioneller Schmerztherapie. Insgesamt erwies sich die Pumpenimplantation trotz hoher initialer Materialkosten im Langzeitvergleich als kosteneffektive symptomatische Alternative (Boswell et al. 2005; Kumar et al. 2002).

▪ Schlussfolgerung

Auch bei umfassender Befunderhebung, Identifikation kausaler Pathomechanismen und adäquater Therapie besteht bei Patienten mit FBSS häufig ein langwieriger und wechselhafter Krankheitsverlauf. Neben Patientenauswahl und -vorbereitung sowie einer adäquaten Operationstechnik bietet die postoperative Nachbehandlung wesentliche Möglichkeiten der langfristigen Reduktion oder Vermeidung persistierender Beschwerden im Sinne eines FBSS (Ostelo et al. 2002):

- Es existieren keine gesicherten Erkenntnisse hinsichtlich der Notwendigkeit einer wesentlichen Einschränkung der Aktivitäten des täglichen Lebens nach lumbaler Bandscheibenoperation.
- Der Nutzen intensiver Kräftigungsübungen der Rumpfmuskulatur, begonnen während der ersten Wochen postoperativ, hinsichtlich der Verbesserung des funktionellen Status und einer rascheren Rückkehr an den Arbeitsplatz ist hervorragend belegt.
- Es gibt keinen Hinweis, dass intensive Kräftigungsübungen das Rezidiv- bzw. Reoperationsrisiko erhöhen.

In Anbetracht der häufig unbefriedigenden diagnostischen und therapeutischen Maßnahmen beim FBSS kommt jedoch dessen Vermeidung durch eine optimierte Patientenauswahl und Indikationsstellung eine wesentliche Bedeutung zu. In der Vergangenheit wurde eine Vielzahl von Prädiktionsmodellen entwickelt, wobei eine präzise qualitative Einordnung und damit Vergleichbarkeit der Studien angesichts der variierenden Patientenkollektive, Behandlungsmaßnahmen, Bewertungskriterien und Nachbeobachtungsdauer kaum möglich ist. Daher sollte statt von Prädiktoren des Outcomes besser von Einflussfaktoren gesprochen werden, die mit einem schlechteren Outcome assoziiert sind (Mannion u. Elfering 2006). Hier zu gehören:

- lang bestehende Symptomatik (Patienten mit präoperativ länger als 3 Monaten bestehendem ischialgiformem Schmerzsyndrom zeigten postoperativ signifikant gehäuft Symptome eines FBSS [Schoeggl et al. 2002]);

- ausgeprägte pathologische Veränderungen in CT/MRT (z. B. additive Gelenkdegeneration zum Diskusprolaps);

- ausgeprägte Komorbidität, schlechter Allgemeinzustand;

- psychologische Auffälligkeiten (z. B. Depression, Angsterkrankungen), insbesondere bei Patienten mit chronischen Beschwerden;

- Familienmitglieder mit schmerzverbundenen Erkrankungen, insbesondere bei Patienten mit chronischen Beschwerden;

- Rauchen (insbesondere bei Patienten mit Fusionsoperation);

- unbefriedigende Bedingungen am Arbeitsplatz, Arbeitslosigkeit, lang bestehende Krankschreibung, laufendes Rentenverfahren;

- finanzieller oder emotionaler Krankheitsgewinn.

Bei degenerativen Erkrankungen besteht häufig keine akute oder absolute Operationsindikation, sodass prinzipiell alle Möglichkeiten der Patientenaufklärung und -vorbereitung vor einer möglichen Operation genutzt werden sollten. Dies beinhaltet besonders bei Patienten mit den oben genannten Risikofaktoren für ein schlechtes postoperatives Outcome die konsequente Durchführung evidenzbasierter konservativer Behandlungsmaßnahmen. Hinsichtlich der Rückkehr an den alten Arbeitsplatz konnten eine lange Krankschreibung und sonstiger Krankheitsgewinn als eindeutige Risikofaktoren für ein schlechtes postoperatives Outcome identifiziert werden. Es sollten daher Anstrengungen unternommen werden, den Patienten auch bei bestehenden Symptomen und geplanter Operation weiter im Arbeitsprozess integriert zu lassen. Bei Patienten mit körperlich sehr belastenden Berufen sollten, z. B. in Zusammenarbeit mit dem Betriebsarzt, die ergonomischen Bedingungen am Arbeitsplatz angepasst bzw. eine langsame und stufenweise Wiedereingliederung durchgeführt werden. Gerade Patienten mit generalisierten degenerativen Veränderungen müssen darauf hingewiesen werden, dass durch die Operation nur ein Teil der Beschwerden gebessert sein wird. Als hilfreich hat sich bei lang anhaltenden und schwerwiegenden Beschwerden die Möglichkeit einer bereits präoperativ begonnenen begleitenden psychologischen Betreuung erwiesen (Guyer et al. 2006; Hoffman et al. 2007). Durch eine differenzierte Erfolgsprognose wird nicht nur die Chance auf Zufriedenheit mit der Behandlung verbessert; eine realistische, dem Patienten verständliche Verlaufseinschätzung eröffnet frühzeitig die Möglichkeit, eine adäquate und langfristige Anpassung der privaten und beruflichen Erfordernisse an seinen Zustand in die Wege zu leiten.

▨ Evidenzbasierte Beurteilung

Generell bestehen hinsichtlich Symptomatik und Therapie eine Reihe von Parallelitäten zwischen dem FBSS und dem Syndrom des chronischen *low back pain*, allerdings existieren im Gegensatz zum Rückenschmerzsyndrom kaum evidenzbasierte Richtlinien zur Diagnose und Therapie. So gibt es keine kontrollierten Studien, die die chirurgische und nichtchirurgische Behandlung bei FBSS verglichen haben. Ebenso erfolgten bisher keine vergleichenden Outcome-Analysen, basierend auf spezifischen, dem FBSS zugrunde liegenden Diagnosen. Hinsichtlich einzelner Therapiemaßnahmen existieren jedoch valide Metaanalysen oder systematische Reviews:

- Der positive Effekt psychologischer Interventionen und einer multidisziplinären Behandlung im Sinne einer physischen, psychischen und sozialen Rehabilitation hinsichtlich Schmerzintensität, Lebensqualität, Linderung einer Depression und rascherer Rückkehr an den Arbeitsplatz konnte gezeigt werden (Level Ia) (Guzman et al. 2002; Hoffman et al. 2007).

Evidenzklassen

Zuletzt verändert: 14.03.2007 12:08

Klasse		Anforderungen an die Studien
I	Ia	Evidenz aufgrund einer systematischen Übersichtsarbeit randomisierter, kontrollierter Studien (ev. mit Metaanalyse)
	Ib	Evidenz aufgrund mindestens einer hoch qualitativen randomisierten, kontrollierten Studie
II	IIa	Evidenz aufgrund mindestens einer gut angelegten, kontrollierten Studie ohne Randomisierung
	IIb	Evidenz aufgrund einer gut angelegten, quasi-experimentellen Studie
III		Evidenz aufgrund gut angelegter, nicht experimenteller deskriptiver Studien
IV		Evidenz aufgrund von Berichten/Meinungen von Expertenkreisen, Konsensuskonferenzen und/oder klinischer Erfahrungen anerkannter Autoritäten

- Der Nutzen intraartikulärer Steroidinjektion im Bereich der Facettengelenke und epiduraler Steroidinjektionen im Bereich der Kauda erwies sich hinsichtlich einer kurzzeitigen Besserung lumbaler und radikulärer Schmerzen als deutlich, hinsichtlich einer langfristigen Besserung nur als eingeschränkt gegeben (Level Ia) (Abdi et al. 2007; Boswell et al. 2005 u. 2007).

- Es existieren Hinweise (Level Ia) für den Nutzen der Rückenmarkstimulation (*spinal cord stimulation*), von intrathekalen Morphinpumpen und einer Adhäsiolyse bei lumbaler Radikulopathie (Mavrocordatos u. Cahana 2006).

Literatur

Abdi S, Datta S, Trescot AM, Schultz DM, Adlaka R, Atluri SL, Smith HS, Manchikanti L. Epidural steroids in the management of chronic spinal pain: a systematic review. Pain Physician 2007; 10: 185–212.

Baliki MN, Chialvo DR, Geha PY, Levy RM, Harden RN, Parrish TB, Apkarian AV. Chronic pain and the emotional brain: Specific brain activity associated with spontaneous fluctuations of intensity of chronic back pain. J Neurosci 2006; 26: 12165–73.

Boswell MV, Colson JD, Sehgal N, Dunbar EE, Epter R. A systematic review of therapeutic facet joint interventions in chronic spinal pain. Pain Physician 2007; 10: 229–53.

Boswell MV, Shah RV, Everett CR, Sehgal N, Brown AM, Abdi S, Bowman RC, Deer TR, Datta S, Colson JD, Spillane WF, Smith HS, Lucas LF, Burton AW, Chopra P, Staats PS, Wasserman RA, Manchikanti L. Interventional techniques in the management of chronic spinal pain: evidence-based practice guidelines. Pain Physician 2005; 8: 1–47.

Coskun E, Suzer T, Topuz O, Zencir M, Pakdemirli E, Tahta K. Relationships between epidural fibrosis, pain, disability, and psychological factors after lumbar disc surgery. Eur Spine J 2000; 9: 218–23.

Davis RA. A long-term outcome analysis of 984 surgically treated herniated lumbar discs. J Neurosurg 1994; 80: 415–21.

Delamarter RB, Ross JS, Masaryk TJ, Modic MT, Bohlman HH. Diagnosis of lumbar arachnoiditis by magnetic resonance imaging. Spine 1990; 15: 304–10.

Follet KA, Dirks BA. Etiology and evaluation of the failed back surgery syndrome. Neurosurg Quart 1993; 31: 40–59.

Freeman BJ, Davenport J. Total disc replacement in the lumbar spine: a systematic review of the literature Eur Spine J 2006; 15 (Suppl 3): S 439–47.

Fritsch EW, Heisel J, Rupp S. The failed back surgery syndrome: reasons, intraoperative findings, and long-term results: a report of 182 operative treatments. Spine 1996; 21: 626–33.

Göbel H. Epidemiologie und Kosten chronischer Schmerzen. Spezifische und unspezifische Rückenschmerzen. Schmerz 2001; 15: 92–8.

Guyer RD, Patterson M, Ohnmeiss DD. Failed back surgery syndrome: diagnostic evaluation. J Am Acad Orthop Surg 2006; 14: 534–43.

Guzman J, Esmail R, Karjalainen K, Malmivaara A, Irvin E, Bombardier C. Multidisciplinary bio-psycho-social rehabilitation for chronic low back pain. Cochrane Database Syst Rev 2002, CD000963.

Hazard RG. Failed back surgery syndrome: surgical and nonsurgical approaches. Clin Orthop Relat Res 2006; 443: 228–32.

Herron L. Recurrent lumbar disc herniation: results of repeat laminectomy and discectomy. J Spinal Disord 1994; 7: 161–6.

Hoffman BM, Papas RK, Chatkoff DK, Kerns RD. Meta-analysis of psychological interventions for chronic low back pain. Health Psychol 2007; 26: 1–9.

Kast E, Antoniadis G, Richter HP. Epidemiologie von Bandscheibenoperationen in der Bundesrepublik Deutschland. Zentralbl Neurochir 2000; 61: 22–5.

Kumar K, Hunter G, Demeria DD. Treatment of chronic pain by using intrathecal drug therapy compared with conventional pain therapies: a cost-effectiveness analysis. J Neurosurg 2002; 97: 803–10.

Kumar MN, Baklanov A, Chopin D. Correlation between sagittal plane changes and adjacent segment degeneration following lumbar spine fusion. Eur Spine J 2001; 10: 314–9.

Mannion AF, Elfering A. Predictors of surgical outcome and their assessment. Eur Spine J 2006; 15 Suppl 1: S93–108.

Mavrocordatos P, Cahana A. Minimally invasive procedures for the treatment of failed back surgery syndrome. Adv Tech Stand Neurosurg 2006; 31: 221–52.

Miller B, Gatchel RJ, Lou L, Stowell A, Robinson R, Polatin PB. Interdisciplinary treatment of failed back surgery syndrome (FBSS): a comparison of FBSS and Non-FBSS patients. Pain Pract 2005; 5: 190–202.

North RB, Campbell JN, James CS, Conover-Walker MK, Wang H, Piantadosi S, Rybock JD, Long DM. Failed back surgery syndrome: 5-year follow-up in 102 patients undergoing repeated operation. Neurosurgery 1991; 28: 685–90.

Ostelo RW, de Vet HC, Waddell G, Kerckhoffs MR, Leffers P, van Tulder MW. Rehabilitation after lumbar disc surgery. Cochrane Database Syst Rev 2002, CD003007.

Resnick DK, Choudhri TF, Dailey AT, Groff MW, Khoo L, Matz PG, Mummaneni P, Watters WC III, Wang J, Walters BC, Hadley MN. Guidelines for the performance of fusion procedures for degenerative disease of the lumbar spine. Part 8: Lumbar fusion for disc herniation and radiculopathy. J Neurosurg Spine 2005; 2: 673–8.

Rosenow JM, Stanton-Hicks M, Rezai AR, Henderson JM. Failure modes of spinal cord stimulation hardware. J Neurosurg Spine 2006; 5: 183–90.

Sanders WP, Truumees E. Imaging of the postoperative spine. Semin Ultrasound CT MR 2004; 25: 523–35.

Schoeggl A, Maier H, Saringer W, Reddy M, Matula C. Outcome after chronic sciatica as the only reason for lumbar microdiscectomy. J Spinal Disord Tech 2002; 15: 415–9.

Schofferman J, Reynolds J, Herzog R, Covington E, Dreyfuss P, O'Neill C. Failed back surgery: etiology and diagnostic evaluation. Spine J 2003; 3: 400–3.

Slipman CW, Shin CH, Patel RK, Isaac Z, Huston CW, Lipetz JS, Lenrow DA, Braverman DL, Vresilovic EJ. Etiologies of failed back surgery syndrome. Pain Med 2002; 3: 200–14.

Taylor RS, Van Buyten JP, Buchser E. Spinal cord stimulation for chronic back and leg pain and failed back surgery syndrome: a systematic review and analysis of prognostic factors. Spine 2005; 30: 152–60.

Waguespack A, Schofferman J, Slosar P, Reynolds J. Etiology of long-term failures of lumbar spine surgery. Pain Med 2002; 3: 18–22.

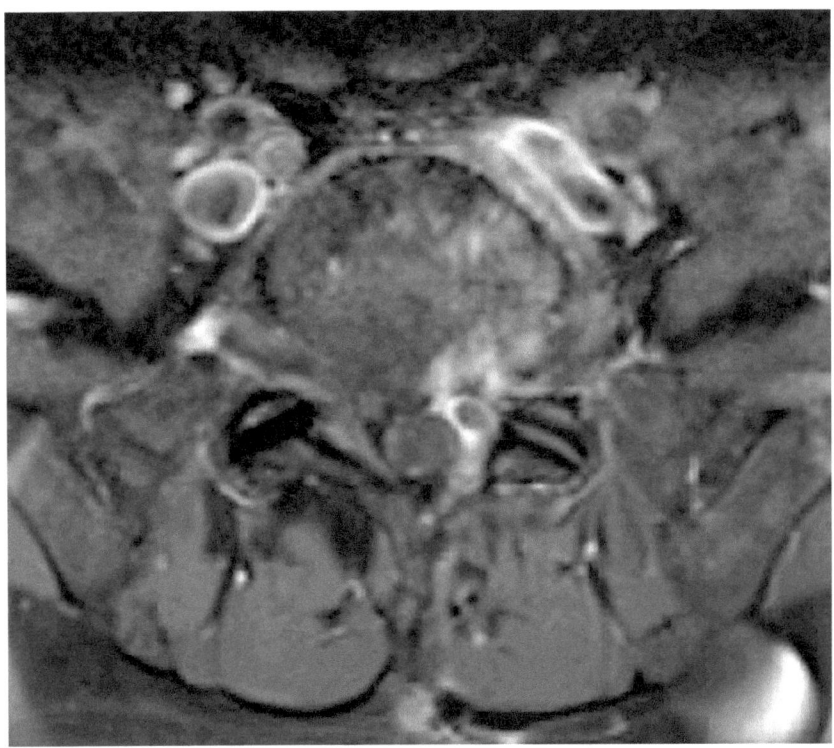

Abb. 1 Axiale MRT mit Gadolinium des Segments LW 5/SW 1 eines Patienten mit Zustand nach viermaliger Operation eines rezidivierenden linksseitigen Bandscheibenvorfalls und chronischer Lumboischiagie. Ausgeprägte epineurale, bis in den Zwischenwirbelraum reichende Fibrose mit Kontrastmittelaufahme ohne sichere Zeichen der Nervenwurzelkompression.

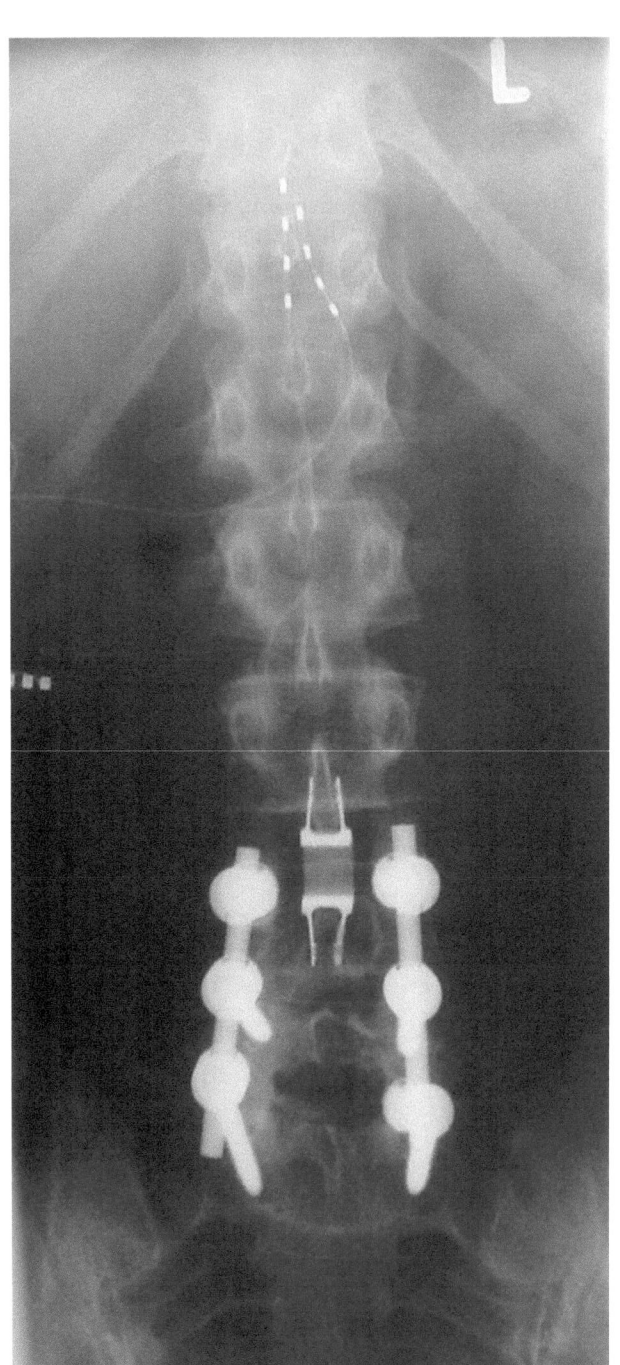

Abb. 2 Röntgenaufnahme der LWS einer Patientin mit chronisch-persistierendem beidseitigen lumboischialgieformen Schmerzsyndrom und letztlich erfolglosen multiplen operativen Interventionen: Es besteht ein Zustand nach dreimaliger Operation lumbaler Bandscheibenvorfälle, Entfernung epiduraler Narben, Kryotherapie LW 4/5 beidseits, transpedikulärer Spondylodese LW 5/SW 1 und Erweiterung der Fusion nach kranial, Einbringen eines interspinösen Spacers und schließlich Implantation von SCS-Stimulationssystemen mit mehrfachen Revisionen.